MAUX DE NERFS,

DOULEURS D'ESTOMAC, DIGESTIONS LABORIEUSES,

ET

TOUS LES MALAISES QUI EN DÉPENDENT,

GUÉRIS

Sans Tisanes ni Potions, sans Purgations, Vésicatoires
ou Sangsues,

au moyen d'un traitement simple et commode.

Par M. Dupoizat,

MÉDECIN-CONSULTANT.

❀

CONSULTATIONS

De 10 heures à 5 heures, rue Quatre-Chapeaux, 12,
près la galerie de l'Argue, à Lyon.

❀

LYON,

IMPRIMERIE DE MOUGIN-RUSAND,

Halles de la Grenette.

1844.

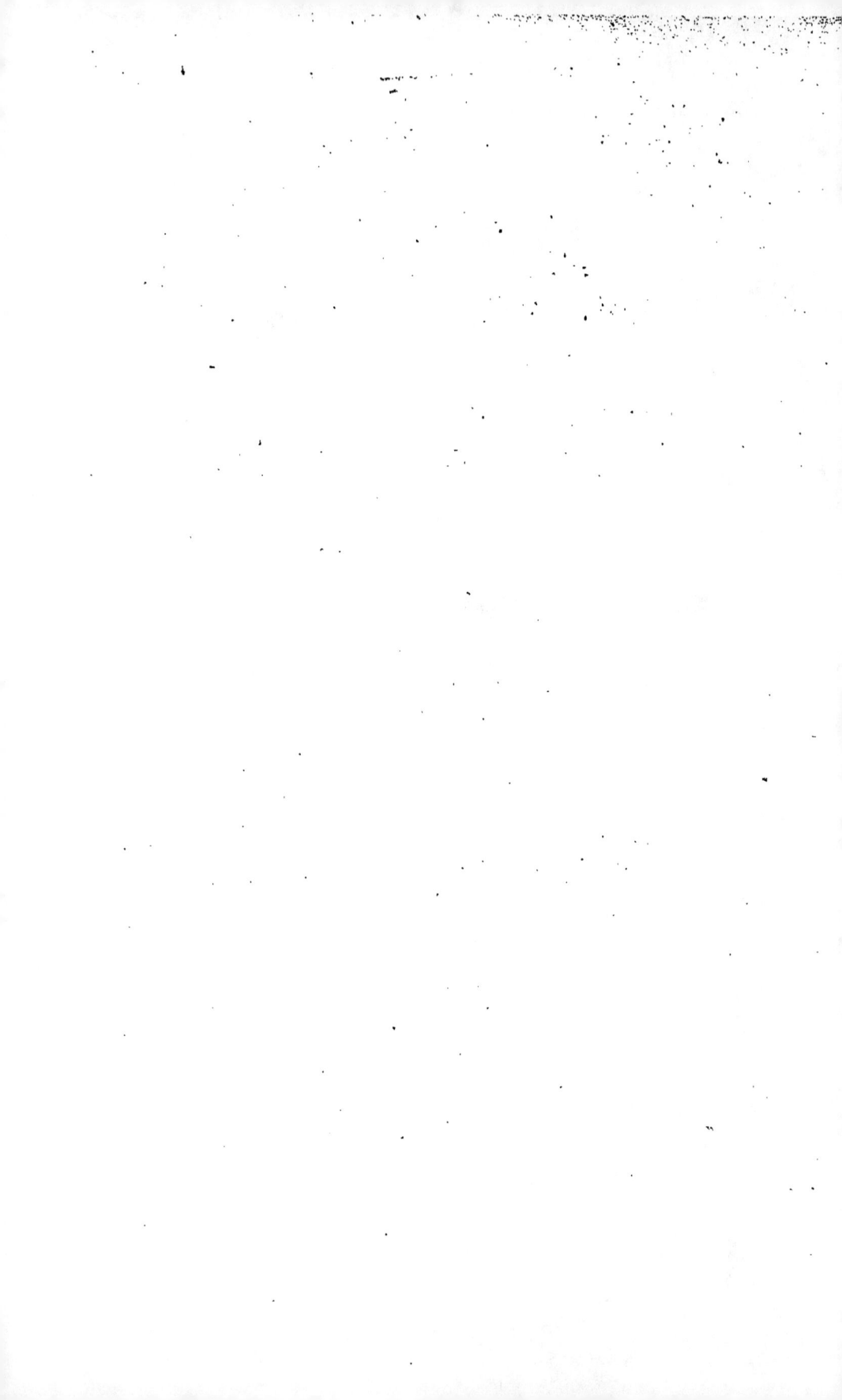

MAUX DE NERFS,

DOULEURS D'ESTOMAC, DIGESTIONS LABORIEUSES,

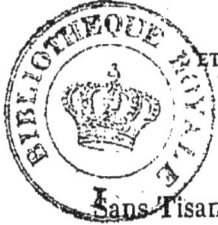

ET TOUS LES MALAISES QUI EN DÉPENDENT,

GUÉRIS

Sans Tisanes ni Potions, sans Purgations, Vésicatoires
ou Sangsues,

AU MOYEN D'UN TRAITEMENT SIMPLE ET COMMODE.

Par M. Dupoizat,

MÉDECIN CONSULTANT.

❧

CONSULTATIONS

De 10 heures à 3 heures, rue Quatre-Chapeaux, 12,
près la galerie de l'Argue, à Lyon.

❧

LYON,

IMPRIMERIE DE MOUGIN-RUSAND

Halles de la Grenette.

———

1844.

MAUX DE NERFS,

DOULEURS D'ESTOMAC, DIGESTIONS LABORIEUSES,

ET TOUS LES
MALAISES QUI EN DÉPENDENT,

GUÉRIS

Sans Tisanes ni Potions, sans Purgations, Vésicatoires
ou Sangsues,

PAR UN TRAITEMENT SIMPLE ET COMMODE.

Il est une maladie bien commune et néanmoins difficile à guérir, dont les symptômes nombreux et variés donnent aisément le change aux médecins et aux malades.

Elle est caractérisée par les phénomènes morbides suivants : douleur et faiblesse d'estomac, digestions laborieuses, aigreurs, rapports, bâillements, propension à dormir, borborygmes, coliques flatulentes, constipation, parfois palpitations de cœur, étouffements, maux de tête, vertiges, tintements d'oreilles, lassitude, morosité, tendance aux larmes.

Cet ensemble de symptômes constitue une maladie unique qui n'est point une dégénérescence, une lésion organique de quelque viscère important, du foie, de l'estomac, du cœur ou des poumons; mais une affection purement nerveuse, un trouble, un désordre fonctionnel de l'appareil digestif.

Aussi les personnes qui en sont atteintes succombent rarement ; elles vivent toujours plaignant, mais toujours agissant, peuvent parvenir à un âge avancé, traînant, il est vrai, une déplorable existence.

Les accidents morbides toujours multipliés ne sont pas identiques chez tous les malades. Ils varient de siége et d'intensité suivant la complexion plus ou moins délicate, la susceptibilité, l'idiosyncrasie de chacun, suivant l'ancienneté de la maladie.

Malgré tant de malaises, le teint est ordinairement naturel, plusieurs conservent même leur embonpoint et la fraîcheur de la santé ; et c'est bien parce que la face ne manifeste pas les souffrances intérieures que ces infortunés s'entendent qualifier tous les jours de malades imaginaires.

Ils souffrent cependant, et beaucoup, car le moral et le physique sont également affectés.

En général, ils ont le regard triste, inquiet, et leur physionomie a une expression pénible.

La langue n'est ni sèche ni enflammée, au contraire humide, blanche, large et épaisse; la bouche est pâteuse, mais sans mauvais goût habituellement, la soif rare et momentanée : la plupart ont de la répugnance pour les boissons.

Beaucoup ont une salivation abondante, des crachotements répétés, même des vomissements de matières glaireuses, semblables à une solution de gomme, à du blanc d'œuf où à des huîtres.

Il y a un serrement autour du cou, des picotements à la gorge, de la gêne au larynx, un affaiblissement de la voix, des soupirs qui entrecoupent la respiration.

Quelques-uns se plaignent d'une chaleur brûlante qui s'étend de l'arrière bouche à l'estomac.

Dans ce dernier organe la douleur est sujette à une multitude innombrable de variétés.

Relativement à sa violence, elle peut présenter tous les degrés intermédiaires depuis le malaise le plus léger jusqu'à la souffrance la plus atroce; on l'a vue occasionner le délire et des convulsions chez des femmes très sensibles.

Mais comment rappeler toutes les expressions dont se servent les malades pour peindre le mode de sensation qu'elle leur fait éprouver? C'est un sentiment de constriction, comme si l'estomac était fortement serré dans un étau, ou de distension excessive, qui leur fait craindre la rupture de l'organe, de dilacération analogue à celui que produirait la morsure d'un animal; c'est une perforation, un tortillement comme si l'estomac était tiraillé avec des griffes de fer.

Cette douleur s'irradie au dos, aux épaules et sur les parois de la poitrine.

Les malades ont la coutume de porter la main sur la partie souffrante, et, chose remarquable, la pression au lieu d'accroître la douleur, comme dans les squirrhes et la gastrite, la calme souvent , et peut même la faire cesser.

Au reste , cette douleur n'est point continuelle, du moins chez le plus grand nombre ; elle disparaît ou diminue d'intensité ;par inter_ valles, pour revenir avec toute sa force à des époques plus ou moins régulières.

Au lieu de siéger à l'épigastre , elle peut être sentie dans la région dorsale qui correspond à l'estomac.

Chez beaucoup d'individus il n'y a pas de vives douleurs, c'est plutôt un malaise pénible et indéfinissable accompagné de nausées , de découragement, d'anxiétés et quelquefois de sensations bizarres; il semble à plusieurs sujets que cet organe se gonfle et se remplit outre mesure, à d'autres qu'il est vide et resserré, à quelques-uns qu'il est suspendu et isolé des parties environnantes ; souvent ils y éprouvent une vive chaleur ou un froid glacial, comme si un coup de vent très chaud ou très froid frappait sur la muqueuse digestive ; d'autres fois c'est un sentiment de formication analogue à celui que produirait un reptile ou une araignée se promenant sur cette membrane.

Le mal siége primitivement à l'estomac, dans le tronc nerveux de l'épigastre , de là il va s'irradiant jusqu'aux extrémités des filets nerveux ; aussi n'est-il pas d'organe dans l'économie exempt de tout malaise : froid aux pieds, chaleur au front, dans les hypocondres battements extraordinaires simulant un anévrisme , sensibles à la main , sensibles à l'œil et toujours incommodes ; ici et là, douleurs vagues et fugaces qui, à la longue, deviennent plus fixes, plus vives et plus fréquentes.

Au reste, rien de variable, d'inconstant, de bizarre comme les maux de nerfs , ils peuvent simuler toutes les maladies. C'est un protée, un caméléon , empruntant toutes les couleurs , revêtant tous les masques.

Aussi ne nous étonnons pas que les médecins se laissent induire en erreur, les malades contribuent eux-mêmes à les tromper.

La plupart n'accusent qu'un des symptômes dominants. L'un se plaint de palpitations de cœur, de maux de tête, sans faire mention d'autre chose; un autre incapable de rendre compte de ce qu'il éprouve, se montre comme en spectacle à l'homme de l'art, disant: *je ne sais trop ce que j'ai, j'ai mal partout.* Un troisième entame l'histoire de sa maladie qu'il n'achèvera pas d'une heure si vous avez la patience de l'écouter, pour continuer sa litanie sans fin à la séance suivante, ne croyant jamais avoir tout dit. Mais le patient fût-il muet ou même résolu à tromper, le mal se révèle de lui-même à tout médecin qui sait consulter l'état des organes, interpréter les symptômes qu'ils manifestent, etc.

Telle est la maladie dont nous avons fait une étude particulière, que nous traitons spécialement, que nous prétendons guérir ou plutôt que nous guérissons tous les jours sans recourir aux tisanes ni aux potions, sans purgations, vésicatoires ou sangsues. Mais pour inspirer la confiance, produire la conviction dans les esprits, il faut des preuves, et en médecine les preuves sont les guérisons. Eh bien, dans les deux ou trois mois qui viennent de s'écouler, nous n'avons pas constaté moins de quarante cures opérées chez des malades qui languissaient depuis des années et avaient déjà pris ailleurs bien des médicaments inutiles. Mais avant de citer leurs noms et leur demeure, recherchons quelles sont les causes de cette maladie funeste.

Nous les trouvons en grand nombre et surtout très variées.

Les troubles du cœur, les mouvements désordonnés des passions sont des sources fécondes en affections nerveuses, mais plus encore les peines de l'âme, les chagrins, la colère, les contrariétés et la jalousie.

Les ennuis serrent le cœur, dit le vulgaire : ce n'est pas le cœur qui se contracte, mais bien l'estomac, le centre nerveux épigastrique. Bientôt l'appétit se perd, les digestions deviennent lentes, douloureuses, puis voilà tous les accidents morbides que nous avons énumérés.

Les maux de nerfs accompagnent aussi les pertes immodérées, sanguines ou humorales.

Au temps où le Broussainisme était la doctrine du jour, quand les médecins ne voyaient partout qu'inflammation, ils couvraient les malades de sangsues, les saignaient jusqu'à blanc; puis si le patient résistait au mal et au remède, il devenait la proie des maux de nerfs pendant une convalescence interminable et quelquefois pour la vie.

Tous les jours nous voyons des femmes dont les menstrues coulent trop abondantes ou plusieurs fois le mois être tourmentées de spasmes et de vapeurs.

Les vapeurs suivent fréquemment la lactation prolongée, les flueurs blanches continues et copieuses.

Quel médecin n'a pas été consulté par des nourrices qui, après un allaitement d'un an à dix-huit mois, se plaignent de douleurs d'estomac, de mauvaises digestions et de tous les malaises déjà décrits?

Il faut nommer aussi la vie sédentaire, les travaux du cabinet, les fortes contentions d'esprit.

C'est dans la classe des gens de lettres que nous rencontrons le plus d'hypocondriaques.

Sénèque disait : « Il n'est point de génie sans quelque mélange de folie. »

« Pourquoi, s'écriait Aristote, tous les grands politiques, les philosophes et les poëtes illustres ont-ils été mélancoliques ? »

Citons encore les grandes chaleurs, l'humidité, les orages.

Tout est nerf dans l'homme des contrées méridionales. Plus ardent, plus irritable, il est aussi plus exposé aux affections nerveuses.

La mélancolie est endémique dans les Iles Britaniques et la Hollande. L'Anglais a le *spleen*: il s'en débarrasse en fuyant les brouillards de la Tamise, et voyageant sous le beau ciel de la France ou de l'Italie.

Pendant la tempête vous entendez les femmes vaporeuses dire avec anxiété: Que j'ai mal aux nerfs! Un *noir* s'empare de leur esprit, comme une fontaine de larmes s'amasse dans leur tête, puis, involontairement, leurs yeux gonflés donnent un libre cours à leur douleur.

L'abus des boissons chaudes, stimulantes, aromatiques, le café, le thé, le vin blanc, les spiritueux, produisent fréquemment des maux de nerfs.

Le café surtout fait bien des victimes parmi les personnes d'un tempérament nerveux qui refusent de se priver de cette liqueur à la mode. A peine ingéré dans l'estomac, il donne lieu à des tiraillements , puis vient l'insomnie , l'agitation et un tremblement des membres.

Les jeûnes , un régime aqueux , des boissons délayantes donnent aussi naissance aux maux de nerfs.

Dans les couvents, on a vu , après le temps d'abstinence , la moitié des religieuses se plaindre de vapeurs ; des mille et un tourments qu'elles enfantent.

En un mot , tout ce qui ébranle le système nerveux et le fait sortir de ses fonctions naturelles , tout ce qui affaiblit le corps ou l'épuise peut engendrer les maux de nerfs. C'est aux médecins qu'il appartient de les discerner pour savoir les guérir.

Mademoiselle Jenny BOUILLER , rue Clos-des-Chartreux , 1 , languit depuis bien des années Il y a quatre à cinq ans qu'elle ne peut digérer le pain : un morceau de la grosseur du doigt , ingéré dans l'estomac, paraît s'y condenser, puis grossir, pèse comme un fardeau accablant, donnant lieu à des tiraillements, une douleur qui retentitsympathiquementdans le dos, entre les épaules; ensuite lassitude dans les membres, malaise général, constipation invincible, etc.

Elle sent la faim, un bon appétit, et devant une table bien servie elle n'ose toucher à aucun mets; une cruelle expérience l'avertit qu'elle ne doit se permettre que de légers potages; encore se voit-elle fréquemment obligée de recourir au thé ou autre boisson stimulante, afin d'en précipiter la trop lente digestion et d'abréger la durée des souffrances qui, tous les jours, se renouvellent.

Bien des fois elle a invoqué les secours de l'art, et la pharmacie a vu toutes ses drogues impuissantes.

Depuis plusieurs mois la malade s'abandonne à son triste sort, s'abstenant de tous remèdes et ne voulant plus en entendre parler.

« Après chaque traitement, nous dit-elle, je me suis sentie plus fatiguée; le dernier docteur qui m'a donné des soins a voulu, après bien des essais inutiles, me pratiquer un cau-

tère au creux de l'estomac : l'application de
cet exutoire a produit une telle irritation, un
si grand malaise que je suis demeurée alitée trois
semaines durant. M. le docteur n'est pas revenu
depuis cette fatale époque, et je n'ai osé néanmoins laisser aller le cautère qui n'est pour
moi qu'une servitude de plus, un surcroît de
souffrances.

« Mais la réputation de votre traitement
simple et commode, et les succès qu'il a obtenus
me décident à m'adresser à vous.»

Après deux semaines le bouillon gras est
supporté.

Quinze jours plus tard les œufs à la coque,
le poulet rôti sont digérés sans peine ; plus
de lavements ni de thé, point de tisanes quel-
conques.

Le teint s'éclaircit, les yeux s'animent et les
forces reviennent insensiblement.

Elle essaie le bœuf bouilli, le gigot de mouton : pas de douleur.

Enfin, sortie de cet état de langueur, elle
semble renaître à la vie, et elle ose enfin comp-
ter sur une guérison dont elle avait autrefois
désespéré.

Au commencement d'août , nous fûmes appelé à la campagne , au-delà de Saint-Just , pour voir une malade , Mad. Pommier, âgée d'environ quarante ans.

Nous ne la trouvâmes point dans un danger imminent, pas même alitée, mais languissante, si faible qu'elle pouvait à peine faire quelques pas dans la maison.

Depuis sept mois elle se trouvait hors d'état de s'occuper. Au printemps la jaunisse était venue compliquer une affection déjà très grave, et malgré les soins assidus d'un docteur expérimenté de Lyon , le mal n'avait fait qu'empirer.

Nous remarquons la couleur ictérique des téguments , une face bouffie, des traits morts.

La langue est large , chargée , la bouche pâteuse.

La malade ne prend que de petits potages de farine de Turquie, bien clairs et cuits longtemps, et cet aliment farineux répugne. Il

donne lieu à des nausées, renvois, bâillements, etc.

Elle se plaint en outre de douleurs au côté
droit, dans la région du foie, de coliques nerveuses, d'une grande faiblesse de reins.

Souvent elle est prise dans la nuit d'un accès
de fièvre qui débute par des fourmillements
insupportables dans le dos et le long de la co-
lonne-épinière.

Le moral est ordinairement assez calme,
résigné.

« Mais hier, nous dit la malade, j'ai observé
que mes pieds et mes jambes enflaient ; cette
vue m'a effrayée.

«Croyez-vous, ajoute-t-elle, qu'il soit encore
possible de me guérir ?...»

Quinze jours après, le bouillon gras est bien
digéré ; elle a pu sucer quelques morceaux de
volaille ; un peu de vin vieux coupé avec trois
quarts d'eau fraîche raniment cet estomac délabré.

La langue dépouillée est rose, peu de soif,
moins de malaise dans la région épigastrique
ou intestinale. La jaunisse est moins foncée et
l'enflure a disparu.

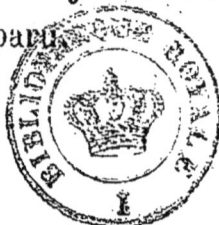

Deux semaines plus tard les œufs à la coque, les viandes blanches rôties passent très bien ; plus de douleur à l'estomac ni au côté ; bon appétit, selles normales, et les forces augmentent visiblement.

Cependant les accès fébriles reviennent encore, quoique moins fréquents, après quatre jours, six jours d'intervalle. Alors il y a pesanteur incommode au foie, et immédiatement après l'ictére (couleur jaune) devient plus intense.

Enfin la fièvre ne reparaît plus ; les viandes brunes, le mouton rôti, sont digérés et Mad. Pommier va visiter ses amies qui, depuis long-temps, avaient perdu l'espérance de la revoir chez elles.

Les malades dont nous venons de raconter l'histoire étaient toutes deux atteintes d'une affection nerveuse des voies digestives ; toutes deux accusaient : douleurs d'estomac, digestions laborieuses, borborygmes, vents, constipation ; mais l'état morbide de la dernière était bien plus grave, à cause des complications, de la jaunisse, de l'enflure et des accès de fièvre.

La première avait le teint naturel quoique
un peu pâle , la langue nette , un bon appétit ;
chez l'autre , maigreur qui approchait du ma-
rasme , langue très large recouverte d'un enduit brun épais , dégoût pour les aliments. Le
traitement a dû varier avec les symptômes ,
mais leur guérison a été obtenue sans admi-
nistrer ni tisanes ni potions , sans purgations ,
vésicatoires ou sangsues.

M. CHATAL, de Venissieu (Isère), à une lieue
de Lyon, est un homme de 28 ans, bien cons-
titué; son teint, sans être coloré, n'annonce pas
la maladie ; mais sa physionomie a une expression pénible, et l'aspect de sa langue nous révèle une sensibilité morbide des nerfs de l'estomac. — Entendons-le. « Depuis neuf mois j'ai
perdu la santé : auparavant j'avais de l'embonpoint, le visage plein et frais ; j'ai bien maigri.

« Après chaque repas, voilà des pesanteurs,
un malaise indéfinissable dans la région de l'estomac, puis douleur entre les deux épaules, lassitude dans les membres ; habituellement cons-

tipation opiniâtre. Mes forces bien diminuées
ne me permettent plus d'exercer ma profession.

« J'ai été déjà traité quelque temps ici par un
ancien major de la Charité renommé dans notre
pays ; mais tous ses remèdes n'ont produit aucune amélioration. Je crains bien d'être atta-
qué d'une maladie incurable. »

Voilà une gastralgie hypocondriaque. (Affection nerveuse de l'estomac avec réaction sur
le cerveau.)

— Il n'y a encore rien de désespéré , et si
vous êtes docile à nos conseils , votre guérison
est certaine.

Un mois après, disparition de tous les symptômes ; les aliments substantiels sont digérés
sans douleur, peu de constipation, plus d'abattement. M. Chatal peut vaquer à ses occupations,
et il est tout étonné que nous soyons parvenu
à le délivrer avec si peu de moyens de tant de
malaises qu'il jugeait au-dessus des ressources
de l'art.

Mlle Armanet, de Villette, canton de Vienne

(Isère), languissante depuis quatre à cinq ans.

Constitution profondément détériorée, amaigrie, teint jaune-terreux, lèvres flétries, pas d'appétit, absence des mois, palpitations de cœur, essoufflements au moindre exercice, lassitudes spontanées.

Morosité, découragement, tendance aux larmes.

Après divers traitements prescrits par des médecins de la campagne, elle vient à Lyon réclamer les conseils d'un praticien expérimenté, en réputation dans son village. Des médicaments administrés dans le but de provoquer le flux menstruel irritent ses nerfs et la fatiguent beaucoup.

On l'adresse à un ancien major d'hospice.

Après deux mois, pas d'amélioration.

« Si vous pouviez guérir ma fille comme vous venez de guérir une jeune femme de nos environs (Mlle Girardet, de Marennes), nous disait sa bonne mère, désespérée de l'entendre plaindre et de la voir toujours languir. »

Quel plaisir pour le médecin d'être sûr de la guérison de son malade ! de pouvoir lui dire :

« Rassurez-vous, votre santé est dans vos mains ;

et pour preuve de ma certitude, je n'accepte point d'honoraires avant la guérison. »

Après trois ou quatre semaines, Mlle Armanet se présente à nous, le visage frais, les yeux vifs et le sourire sur les lèvres : « Vous m'avez guérie : maintenant plus de malaise, plus de lassitude, bon appétit, digestions faciles et de la vigueur.

« Ma reconnaissance vous est acquise. »

Mad. N....., à Lyon, rue de Puzy, 5, approche de la quarantaine ; son tempérament est nerveux, irritable ; elle a toujours été valétudinaire.

Des années entières elle a avalé les globules homéopathiques, puis elle est revenue à la médecine dite rationnelle.

Un de nos amis nous l'adresse :

Son teint est jaunâtre ; elle se plaint de mauvaises digestions, crises d'estomac, douleur abdominales, agacement nerveux, inquiétude, agitation, etc.

Après deux semaines elle nous annonce un mieux sensible ; mais bientôt elle renonce à tout. (Les maux de nerfs rendent capricieux et inconstant). Puis elle recommence le traitement. Enfin, aprés deux mois, le teint est clair, les joues pleines et colorées.

« J'ai engraissé, nous dit-elle, et je suis bien ; les aliments ne me fatiguent pas, et je ne ressens plus de coliques. Je veux continuer encore votre régime qui m'a fait tant de bien.

Mad. MARTINÈT, de Givors, âgée de 27 ans, souffre depuis 18 mois de maux d'estomac, digestions laborieuses et de tous les malaises qui les accompagnent. Aucun aliment solide ne peut passer; du lait sans pain est toute sa nourriture. Elle a faim cependant, et il faut se priver pour ne pas aggraver ses souffrances. Mais avec cette diète, maigreur, dépérissement; souvent douleurs de tête, éblouissements, vertiges.

Huit médecins renommés, à Givors, à Lyon, à Saint-Chamond, lui ont successivement donné des conseils.

Point de soulagement.

On l'informe de nos succès dans le traitement des maladies chroniques: elle vient nous voir.

Ayant reconnu que nous n'avons à faire qu'à une affection nerveuse, nous voilà sûr de la guérison.

Il faut avant tout remonter le moral : elle espère si peu. « Pour vous guérir, Madame, il nous faudra six semaines. »

— Si ma femme, répond le mari, était assurée de se rétablir dans un an, elle consentirait volontiers à prendre tous les médicaments que vous jugeriez à propos d'ordonner.

Huit jours après, Mad. Martinet revient seule, pleine de courage et d'espérance.

« Dès le lendemain de ma première visite, nous assure-t-elle, je me suis sentie mieux ; le bouillon gras ne m'a point fatiguée, je m'en nourris habituellement, je suce un peu de volaille rôtie, je prends aussi des œufs à la coque, ainsi que vous me l'avez conseillé : rien ne m'a fait mal.

Un mois écoulé, les aliments les plus substantiels sont digérés sans douleur, sans difficulté aucune, et la malade a besoin de réprimer un appétit dévorant. La fraîcheur de son teint, la joie qui accompagne une guérison rapide dont on avait désespéré, sont bientôt remarqués de tout le monde ; aussi dans le canton la plupart des malades atteints d'affections invétérées s'empressent-ils de venir réclamer nos conseils.

Mad. B....., 29 ans, à Lyon, rue Bellecordière, avait joui d'une parfaite santé jusqu'à 22 ans : forte corpulence, fraîcheur, embonpoint; elle ne croyait point aux maux de nerfs. Alors survinrent des hémorrhagies utérines copieuses et répétées.

L'appauvrissement du sang engendra la mobilité nerveuse.

Impressionnabilité soudaine, anxiétés précordiales, bouffées de chaleur au visage, tressaillements involontaires à la plus légère surprise. Une porte qui se fermait, un attouchement ou une parole inattendue de quelqu'un qu'elle ne voyait pas, étaient la cause de ces émotions disproportionnées.

Puis les vapeurs : crises d'estomac, palpitations de cœur, disposition à pleurer.

Le visage devint jaune, les yeux abattus.

Plusieurs médecins consultés ne purent améliorer sa position. L'un d'eux, docteur illustre,

2

après l'avoir entendue, lui dit que c'étaient-là
de ces maux de nerfs particuliers aux femmes,
et avec lesquels il faut savoir vivre.

Un autre prétendait la guérir en lui pres-
crivant du veau bouilli pour toute alimenta-
tion. Mais l'ingestion de cette viande fade et si
peu substantielle était suivie de renvois, de
borborygmes, flatuosités, etc.

A la deuxième semaine de notre traitement,
Mad. B...n a le teint plus clair, le regard
moins triste ; elle commence à espérer de re-
couvrer sa santé d'autrefois.

Quinze jours plus tard, elle peut supporter
un régime tonique, les viandes brunes rôties,
du vin vieux coupé avec eau à la glace ;
elle s'en trouve à merveille. Mais une semaine
après, son mari nous vient trouver. Madame
est alitée, n'ayant reposé de toute la nuit ; elle
se plaint de douleurs vives dans le bas-ventre
avec impossibilité d'uriner.

Nous y courons : c'est un spasme de vessie.

Traitée en conséquence, la malade est bien
vite soulagée. A peine remise de ce premier accident, voilà de violentes coliques : sa tête est
brûlante, tout le corps est en sueur, elle souffre

cruellement. Nous calmons en peu d'heures les douleurs abdominales, qui sont entièrement dissipées le lendemain.

Deux jours après, elle sort du lit, pour retourner à ses occupations. Bientôt l'appétit renaît, les digestions sont bonnes, et aucun accident nerveux n'est venu retarder une guérison définitive.

※

Mlle LAGER, 35 ans, de Montluel (Ain), a le visage peu coloré, maigre et triste. Pendant les digestions, chaleur et douleur à l'épigastre; s'irradiant aux épaules et sur les parois de la poitrine; constipation opiniâtre, inquiétude, abattement.

A ces symptômes joignez un affaiblissement de la voix, de la pesanteur dans les extrémités inférieures.

Cet état de souffrance dure depuis six années.

Après vingt jours de notre régime, la douleur d'estomac est remplacée par un malaise bien supportable, qui se fait sentir seulement plusieurs heures après les repas; plus de constipation ni de lassitude; le teint est naturel, il y a de la vigueur.

Bientôt les viandes brunes rôties sont légères et passent bien, les forces augmentent de jour en jour. La tristesse, la pusillanimité, les angoisses, font place à la gaîté, à la confiance, au bien-être général.

꘏

Mlle Durozat, rue Octavio-Mey, quartier St-Paul, languit depuis un an ou deux. Les symptômes de sa maladie ressemblent assez à ceux que présentait Mlle Armanet, de Villette, déjà citée.

Après trois semaines, tout malaise a disparu: l'appétit est vif, les digestions bonnes; la menstruation supprimée reprend son cours normal et annonce la guérison.

꘏

Mad. Dérieu, 50 ans, de Millery (Rhône), est sujette à des accès d'asthme qui surviennent pendant la nuit. D'abord très-rares, ils apparaissaient après quatre à cinq semaines, puis deux fois le mois, et toujours se rapprochant ils reviennent maintenant tous les cinq à six jours.

Tout-à-coup un tremblement convulsif agite la poitrine, la respiration est entrecoupée, l'air entre et fuit par secousses, et la patiente craint d'être suffoquée; puis délivrée de cette crise elle tombe dans un état de langueur et de résolution de forces.

Passant en revue l'état des organes, nous remarquons une langue épanouie, humide et chargée ; la bouche est mauvaise et les digestions, sans être très laborieuses, sont lentes et pénibles.

Après trois semaines la malade nous écrit qu'elle n'a pas eu d'accès depuis le premier jour de notre traitement. Vingt jours plus tard, elle nous informe qu'elle vient d'en éprouver un, mais provoqué par un genre d'occupations qui ne manquait jamais auparavant de le produire. Toutefois il a été moins long, et surtout moins violent. La malade a pu sortir du lit pendant la crise sans aide, sans éveiller personne ; peu après elle a reposé paisiblement.

Nous engageons Mad. à suivre quelque temps le régime prescrit, afin de se délivrer tout-à-fait d'une habitude morbide qui depuis long-temps contractée se trouve profondément enracinée dans l'organisme.

Mlle Benoîte MALIN, aussi de Millery (Rhône), s'adresse à nous en même temps que Mad. Dérieu.

Depuis plusieurs années elle est affectée de la langueur particulière aux jeunes femmes.

souvent après les repas son estomac délabré rejette les aliments.

Quinze jours après, elle revient nous voir.

Alors plus de vomissements, appétit très vif, bonnes digestions, et la pâleur a fait place à une légère teinte rosée.

Elle continue le même régime.

Peu à peu tous les symptômes vont diminuant d'intensité ; peu de maux de tête, moins de palpitations, plus de lassitude.

Mademoiselle retourne à ses occupations depuis longtemps abandonnées.

Mad, veuve P..., à Lyon, rue Tavernier, 4, vient dans le courant de septembre nous informer de l'état d'une jeune malade de la campagne à qui nous donnons des soins. Ayant confiance en notre traitement des maux de nerfs, elle veut nous faire part de sa propre position, car elle est loin elle-même de jouir d'une bonne santé.

Madame a quarante ans, tempérament sanguin, forte constitution.

Depuis huit ans elle est sujette à une perte abondante qui ne dure pas moins de quinze jours par mois. Pour la modérer et la faire cesser plus vite, il faut rester tout ce temps immobile dans une position horizontale, condamnée ainsi à passer au lit la moitié de l'année.

L'embonpoint a diminué avec la quantité du sang, puis a surgi toute la série incroyablement variée des spasmes et vapeurs; impressionnabilité vive et sans cesse renaissante, tiraillements dans la région de l'estomac, jactitation, éructations sans odeur, profond découragement, etc.

Depuis longtemps elle ne songe plus à consulter, car tous les remèdes essayés n'ont eu aucun fruit.

Nous l'engageons fortement à user de moyens actifs, peu usités il est vrai, mais dont l'heureux effet est à peu près infaillible.

Elle y consent volontiers.

Nous l'avons revue deux fois dans l'espace de six semaines. Jusqu'alors la perte n'avait pas reparu, tous les désordres nerveux s'étaient évanouis, et Mad. P.... avait retrouvé avec une santé florissante le calme et sa gaîté d'autrefois.

Mlle TRIGON, de Laboisse, près Montluel (Ain), est une jeune femme de vingt ans, grande, bien constituée, accoutumée à une vie dure et laborieuse.

Depuis environ un an, ses règles supprimées l'ont laissée dans un état de faiblesse, un malaise indéfinissable ; elle est pâle, triste, sans appétit, sans vigueur.

La jeune fille ne saurait exprimer ce qu'elle éprouve, mais son facies, l'aspect de sa langue nous révèlent tout, et quelques questions nous confirment dans notre opinion sur la cause et la nature de sa maladie.

Après trois semaines, Mademoiselle revient pour nous demander s'il est nécessaire d'user encore de remèdes, car elle ne sent plus rien. Le teint a repris sa couleur naturelle, elle a beaucoup d'appétit, et ses forces lui permettent de supporter les pénibles travaux des champs.

Nous lui conseillons de ne pas renoncer de sitôt au régime, et bientôt la guérison est complète.

Mad. BONNARD, de Crézieux (Rhône), âgée

de 26 ans, a un tempérament sanguin; les joues pleines et assez colorées ; mais son regard est triste et inquiet.

La langue épanouie est couverte d'un enduit blanc-grisâtre : depuis seize mois elle souffre de l'estomac.

Digestions extrêmement laborieuses, constipation, inaptitude à l'exercice, malaise général.

Elle a été contrainte de renoncer à sa profession (elle était repasseuse).

Les traitements de plusieurs médecins n'ayant apporté aucun soulagement, elle désespère, quoique jeune encore, de guérir jamais de cette maladie qui la rend bien malheureuse. Après un mois, l'inquiétude a fait place à une gaîté expansive, la langue est rose, humide ; Mad. ne sent plus son estomac, les viandes rôties sont digérées sans douleur, même les châtaignes et les pommes de terre.

Selles faciles, plus d'abattement. « La semaine passée, nous dit la malade, j'ai travaillé sans effort, et plus que je n'avais pu faire depuis longtemps.

Mad. S....n, à Lyon, rue de la Bombarde, est âgée d'environ 25 à 27 ans, son teint est assez coloré, mais les lèvres sont desséchées et sa physionomie exprime la souffrance. Depuis sept mois elle a perdu la santé, et n'a cessé de faire des remèdes ; mais son médecin lui ayant prescrit l'usage du lait d'ânesse, elle tremble d'être *poitrinaire*, et vient nous consulter.

C'est une langueur générale, avec maux de nerfs, tiraillements dans l'estomac et dans les membres, lassitude, mélancolie irrésistible.

Douze jours après, elle revient parfaitement rassurée sur sa *maladie* de *poitrine* ; le visage est épanoui, le calme règne dans ses nerfs.

Elle achève de se guérir en continuant deux semaines encore le régime indiqué.

Mlle Maz......eu, de St-Genis-Laval (Rhône), est âgée de 21 ans, sa taille est haute, effilée, maigre. Une frayeur qu'elle éprouva il y a un an a été suivie de violents maux de tête qui deviennent insupportables à l'approche de l'irruption menstruelle.

Elle se plaint en outre de coliques, de maux de reins ; après le repas, ballonnement du ven-

tre, malaise, pesanteurs; habituellement lassitude, essoufflement, etc.

Huit jours écoulés. les douleurs de tête ne se
font plus sentir, les digestions sont meilleures,
et le visage se couvre d'une légère teinte
rosée.

Deux semaines plus tard, la menstruation
jusque-là bien diminuée reprend son cours normal, les digestions continuent à être bonnes,
et les forces augmentent.

Alors Mlle s'adonne à un travail fatigant
qu'elle prolonge bien avant dans la nuit. Bientôt les douleurs cérébrales se réveillent, la pâleur couvre son front; les coliques, les maux
de reins sont plus fréquents et plus intenses.

Cet état persiste quelque temps.

Nous modifions le traitement, et tous les
symptômes s'évanouissent. Mlle ne ressent plus
de douleur nulle part, a bon appétit, digère
parfaitement, et la joie de la santé est peinte
sur sa figure.

Mad. Gentilon, 30 à 34 ans, de Craponne,
canton de Vaugneray (Rhône).

Son embonpoint, la fraîcheur de son visage

n'annonceraient pas la maladie. Elle souffre cependant et depuis bien des années : maux de tête, vertiges, toux sèche et fréquente, vomissements souvent répétés de matières glaireuses, pesanteurs et tiraillements dans l'estomac après les repas, douleurs dans le bas-ventre, inquiétudes, disposition à pleurer, etc.

Deux mois après sa première visite, elle revient nous voir, accompagnant une autre malade du même pays. Depuis près d'un mois elle s'est remise à son régime ordinaire; mais les trois semaines de notre traitement avaient produit un mieux remarquable. Tous les symptômes sont si peu prononcés qu'elle n'a plus guère qu'un souvenir de ses souffrances passées. La langue n'est plus chargée, large et épaisse : aussi les digestions sont bonnes, et les forces ont beaucoup augmenté. Le plaisir d'une guérison inattendue a remplacé la tristesse qui accompagne les maux de nerfs.

Mad. B...n, aux Brotteaux, cours Bourbon, 16, languit depuis trois à quatre ans.

Deux médecins expérimentés de Lyon lui

ont donné des soins, et n'ont pu rétablir sa
santé.

Elle présente sans complication tous les symptômes de la maladie que nous avons nommée
langueur des jeunes femmes : symptômes dont la
disparition est aussi prompte qu'assurée au
moyen de notre traitement simple, commode
et agréable. Fort des nombreux succès déjà obtenus, nous n'hésitons pas à refuser tous honoraires avant la guérison.

Après dix jours, les lèvres se colorent et la
sérénité brille sur son front naguère attristé.

Deux semaines plus tard, la malade touche
à sa guérison; la langue est rose, les digestions
faciles, plus d'abattement, point de maux de
tête.

Mais tout-à-coup elle est prise d'un gros
rhume : une toux de tous les instants ébranle
sa poitrine, et nous oblige de suspendre le traitement de la langueur. Ce n'est qu'après plusieurs semaines que nous triomphons de ce ca-
tarrhe pulmonaire aigu : nous revenons alors
aux premiers remèdes.

Bientôt les nerfs se calment, tous les symptômes s'évanouissent insensiblement, et Mad.
jouit à présent d'une santé florissante.

Mlle Françoise Borgari, en condition à
Millery (Rhône), était une paysanne forte, bien
constituée, se moquant de la maladie. Mais de
pénibles travaux ont brisé ses forces. Alors le
flux menstruel devient une hémorrhagie co-
pieuse qui se prolonge jusqu'à deux semaines
durant; elle maigrit rapidement, le teint se
décolore et les jambes vacillent sous le poids
du corps.

Puis la soustraction du sang produit l'insur-
rection du système nerveux : douleurs d'estomac, mauvaises digestions, inquiétude, tendance aux larmes, etc.

La malade se retire dans sa famille. Un médecin en réputation d'une ville voisine lui or-
donne le repos, et pour toute médication de
l'eau vinaigrée.

Ces moyens accroissent la sensibilité morbide des nerfs de l'estomac et ne sauraient rétablir les digestions. Elle s'adresse à nous.

Treize jours après, le visage est moins pâle,
moins de douleurs épigastriques, moins de faiblesse. « Depuis ma première visite, nous dit-
elle, je n'ai pas senti une seule fois ce besoin
de pleurer que j'avais auparavant. »

Deux semaines plus tard la fraîcheur de son teint nous annonce une guérison solide.

Inutile de dire que l'hémorrhagie n'a point reparu ; le sang appauvri a été réintégré dans ses fonctions, dans ses qualités normales, et les nerfs sont calmes aujourd'hui qu'ils puisent abondamment leur influx dans ce liquide nourricier.

Dans le courant d'octobre, Etienne VERNAY, cultivateur à Marennes (Isère), nous aborde en nous demandant avec anxiété s'il est *poitrinaire*; car, ajoute-t-il, il crache du sang depuis nombre de mois.

A cette question inattendue d'un homme encore vigoureux, à la figure rubiconde, nous soupçonnons l'hypocondrie.

Avant de répondre, nous examinons l'état des organes. La tête est embarrassée, des feux se montrent à la face et au front. La langue rose et humide annonce la régularité des fonctions digestives. De temps à autre il expectore un peu de sang. Nous remarquons au creux de l'estomac des battements artériels, sensibles à l'œil ; il se plaint de fourmillements dans les

membres, de douleurs au côté droit dans la
région du foie et dans les reins. Par dessus
tout, il est en proie à des idées sinistres, à une
mélancolie continuelle.

Recherchant la cause, l'origine de sa maladie, nous apprenons qu'il éprouva, il a deux
ans, des ennuis prolongés, peu après des maux
de tête habituels : le sommeil se perdit, et
bientôt il présenta tous les symptômes qu'il
accuse aujourd'hui.

Depuis ce temps, bien des médicaments ont
été administrés.

Il s'est adressé successivement à plusieurs
médecins polypharmaques qui ne le renvoyaient
jamais sans le charger de fioles, de paquets de
racines, etc. ; à toutes les heures du jour il y
avait quelque prise à avaler. Mais tous ces
breuvages n'ont produit, assure-t-il, aucune
amélioration.

Le remède à l'hypocondrie ne se trouve
point chez les apothicaires.

La guérison d'une jeune fille de son village
réputée incurable le détermine à nous venir
trouver.

L'ayant persuadé que son mal nous est bien

connu, nous lui affirmons d'un ton d'assurance qu'il n'avait rencontré nulle part , qu'il n'y a encore rien de désespéré, et que s'il est docile à nos conseils, deux mois suffiront au-delà pour le délivrer enfin d'une affection nerveuse qui le rend si malheureux.

Il promet tout.

Au 27 octobre il revient nous voir parfaitement rassuré sur la maladie de poitrine qu'il redoutait.

Le sang des hypocondriaques est chaud, trouble, acrimonieux ; de grands bains tièdes-frais, répétés souvent, ont rafraîchi celui de notre malade et apaisé son agitation nerveuse.

Le cerveau est libre , le sommeil moins agité, moins de démangeaisons à la peau, moins de douleurs..

Ce mieux que nous nous appliquons à lui faire observer achève de tranquilliser son moral et lui inspire une confiance entière.

Il se livre à ses pénibles travaux avec autant de vigueur et de courage que jamais , évitant de rester seul et surtout de parler de maladie, en un mot faisant tout pour imposer silence à son imagination et rendre à ses nerfs leur calme primitif

Mlle FAYARD, de Ternay (Isère), âgée de
15 ans; tempérament sanguin-nerveux.

Depuis environ un an, elle est languissante.
Le visage, quoique assez nourri, est habituellement blême; il se colore par moments. Le
ventre gonflé est dur, très dur; on n'y recon-
naît point de fluctuation, pourtant pas d'hy-
dropisie.

La langue est blanche, large et humide :
aussi, pas de soif, mais dégoût pour les aliments. Après le repas, sentiment de réplétion
et de gêne dans l'estomac, faiblesse et douleur
dans les extrémités inférieures, apathie, non-
chalance inaccoutumée.

Il y a six mois, un médicament dont elle
ignore le nom avait provoqué l'irruption menstruelle, qui est allée en diminuant, et depuis
quelque temps suppression complète : elle n'en
est pas plus incommodée. Sa mère l'avait d'a-
bord confiée aux soins d'un célèbre chirurgien
de Lyon, qui déjà auparavant l'avait opérée
d'une fistule lacrymale; mais bientôt retirant
sa confiance au chirurgien, elle l'accompagne
chez le doyen des médecins de son canton.

Le vieux praticien ayant interrogé chacun des organes, annonce que la maladie est très-grave, qu'il ne peut la traiter seul, encore moins promettre la guérison. Puis il remet une lettre qu'on doit venir présenter de sa part à un docteur illustre, afin d'avoir ses avis, se réservant ensuite de surveiller sur les lieux le traitement ordonné.

La mère et la fille se retirent tristes et désolées, croyant qu'il n'y a plus d'espoir. Mais dans une maison où elles vont faire part de leur douleur, elles rencontrent une jeune femme que nous avons rendue à la santé, après plusieurs années de souffrances (Mad. Vaganay) et qui leur parle de nous. Le lendemain nous les recevons au cabinet.

Peu après, la mère nous écrit : « Je suis bien satisfaite, car pour cinq jours de traitement il y a un mieux sensible. Son ventre est encore ballonné, mais moins gros; à présent les maux de tête sont passagers, les douleurs aux côtés et dans les jambes sont plus rares et moins vives. »

Quinze jours écoulés, le ventre est souple, indolent, de même que s'il n'avait jamais été malade. Mais il y a encore l'affection nerveuse des voies digestives et l'absence des règles.

Bientôt la jeune fille ne ressent plus de malaise, et ne comprend pas qu'il soit nécessaire de revenir se montrer au docteur, puisque, assure-t-elle, elle n'a plus de mal.

Nous la voyons encore une fois, et la guérison radicale ne se fait pas long-temps attendre.

Ici nous devons sans doute rendre hommage à la franchise du vieux praticien, qui n'a pas craint d'avouer son impuissance; mais si d'autres se trouvent plus habiles, si à la première vue nous avons affirmé que la maladie était parfaitement *guérissable*, si en très-peu de temps Mlle F.... a recouvré une belle santé, en dépit d'autres prédictions, il conviendrait au moins de garder un silence prudent, quand il en coûte trop d'avouer son infériorité et de rendre justice à qui de droit.

Mais comment qualifier la conduite de cet homme qui s'en va déclamant contre nous, afin de détruire dans son canton notre réputation naissante?

Est-ce notre faute si les malades de son pays le laissent de côté pour venir réclamer nos conseils?

Nos succès plaident en notre faveur.

Mlle F.... est la douzième jeune femme languissante de ce canton qui, après divers traitements infructueux, a retrouvé sa première
vigueur par l'usage de nos remèdes simples et
agréables; et dans un bourg voisin de Ternay,
à Grigny, nous venons de rendre à la santé six
malades atteints d'affections chroniques, qui
avaient déjà résisté à bien des médicaments.

Quand on a blanchi sous le harnais, après
trente-cinq ans de pratique, on a de la peine,
nous le comprenons, à recevoir la leçon d'un
médecin encore jeune; mais la véritable gran-
deur ne consiste pas à se croire infaillible, encore moins à rabaisser le talent qui offusque.

En concurrent jaloux, il ose nous déclarer *incapable et sans titre* :

« M. le docteur, les guérisons sont pour le
médecin le brevet de capacité le plus glorieux,
ses plus nobles trophées. On est médecin quand
on guérit; on est doublement médecin quand
on rend à la santé ceux que vous déclarez incu-
rables.

« Mais notre traitement des maux de nerfs
vous est bien connu, vous l'avez su avant nous.

« Dans ce cas, il est fâcheux pour celle dont nous venons de raconter l'histoire, que, en la voyant, vous n'ayez point songé à ce traitement salutaire (la vieillesse est sujette à perdre ses souvenirs); il vous eût épargné la honte de confesser votre ignorance et de recourir aux lumières d'autrui; vous n'auriez point, par un pronostic sinistre, porté la désolation dans une famille, et aujourd'hui cette jeune personne (qui ne devait point guérir) n'étalerait point sa bonne mine aux yeux plus que surpris du docteur qui l'avait condamnée. »

Mlle Emilie VILLARD, 36 ans, à St-Irénée, rue des Anges, a une complexion délicate, irritable. Depuis près de cinq ans sa santé, gravement altérée, lui fait traîner une malheureuse existence. Pendant ce temps elle a passé quelques mois à l'Hôtel-Dieu, puis elle a fréquenté le cabinet de plusieurs docteurs recommandables. Aujourd'hui encore, trouble des digestions, agitation générale, pas de sommeil. Elle est si affaiblie qu'elle met quatre heures pour descendre en ville et remonter à son domicile. — Alors palpitations de cœur, essoufflement, accablement général. Elle essaie notre traitement.

Bientôt l'estomac appète les aliments, les digère sans douleur ; peu à peu les forces reviennent, et le sang enrichi calme les nerfs irrités; aussi le sommeil est paisible.

Elle se réjouit d'avoir trouvé enfin le remède à sa langueur.

Nous citerons encore :

Mlle MOREL, rue des Marronniers ;

Mad. POLINGUE, rue Célu, à la Croix-Rousse ;

Mlle PRIVAS, à la Guillotière ;

Mad. LAGL...., aux Brotteaux, rue d'Orléans ;

Mad. GABR...., cours Trocadéro, aux Brotteaux.

Mlle ARTAUD, de Grigny, demeurant à la Quarantaine ;

Mlle X...., de Ternay (Isère) ;

Mlle P...., à Pontcharra, près Tarare ;

Mlle NÉMOZ, de St-Georges-d'Esperanche (Isère) ;

Mlle M...., de Courzieu (Rhône) ;

Mlle E...., de Charly (Rhône).

Avant ces derniers malades, avaient été guéries :

Mlle Emilie REY, place de la Comédie, 23.

Mlle FRIZON, rue Sirène, 7 ;

Mlle MONESTIER, chez la dame Lambert, rue Royale ;

Mlle Louise REY, petite rue Thomassin, 31.

Mlle BERLIER dite Blanchard, à St-Genis-Laval ;

M. GROS, de Brindas (Rhône) ;

Mlle GERVAIS, d'Irigny ;

Mlle GUY, de Grigny (Rhône) ;

Mlle MARGARON, de Cornas, près Givors ;

Mlle GIRARDET, de Marennes (Isère).

A Saint-Symphorien-d'Ozon :

Mlle JACOB : invasion de la maladie, onze mois ;

Mlle GAILLARD, languissante depuis six mois.

Mad. veuve POLINC ;

Mlle VIGN.... : invasion, plusieurs années ;

Mlle DU.... (Ennemonde), langueur de quatre ans ;

Mlle PALÈRE,	—	de huit ans ;
Mlle VERDAT,	—	de quatorze mois ;
Mad. VAGANAY,	—	de plusieurs années

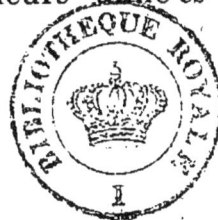

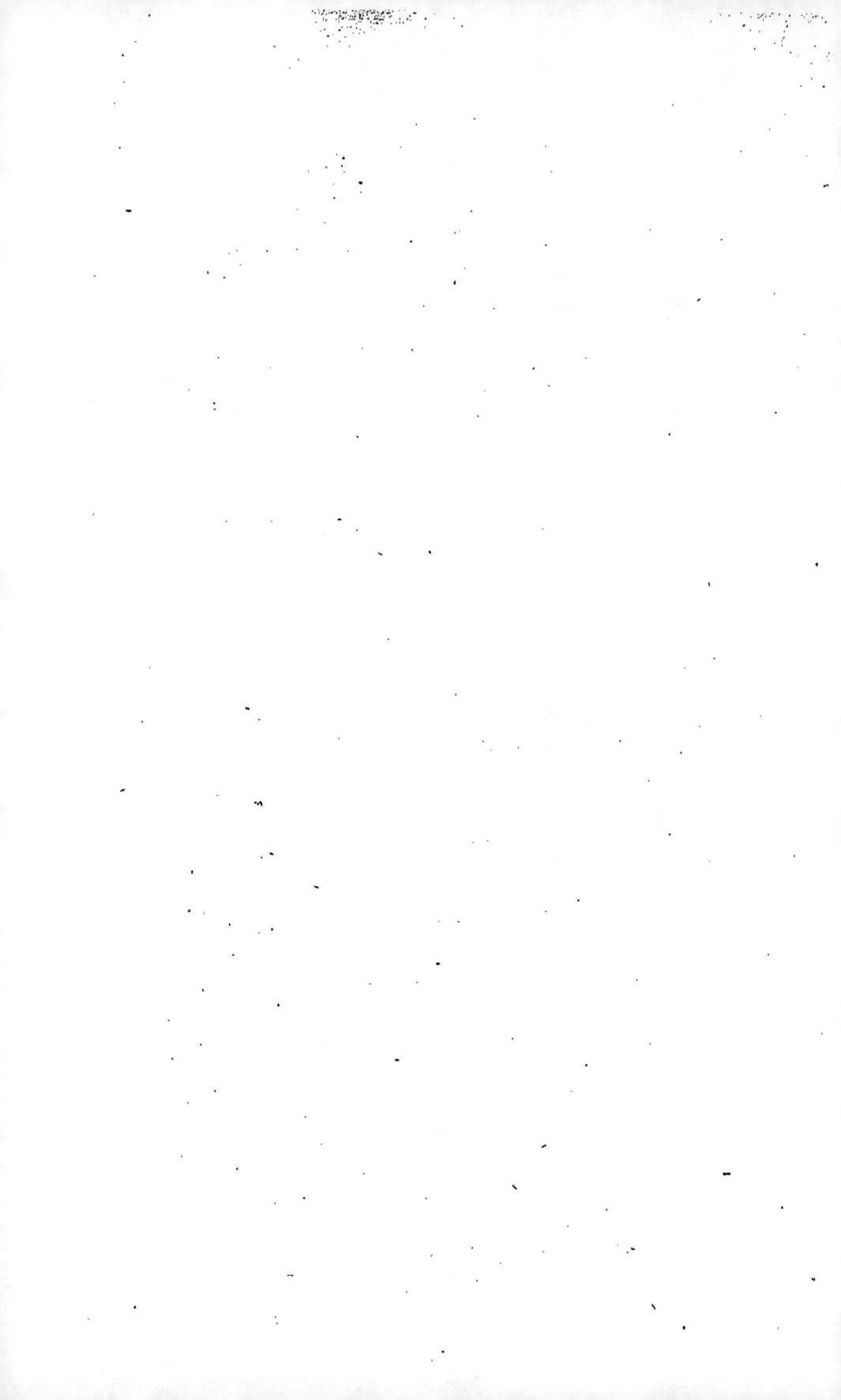

www.ingramcontent.com/pod-product-compliance
Lightning Source LLC
Chambersburg PA
CBHW070918210326
41521CB00010B/2236